YOGA NIDRA SCRIPTS

Ecrivez vos propres séances avec facilité

Valérie Saier

Independant

CONTENTS

BREVE HISTORIQUE
DU YOGA NIDRA

Les origines du Yoga Nidra remontent à l'Inde ancienne, où il est apparu comme une pratique méditative au sein de la tradition tantrique. Le mot sanskrit « nidra » se traduit par sommeil, mais dans ce contexte, il désigne un état de conscience.

Traditionnellement, le Yoga Nidra était pratiqué pour explorer les couches profondes de l'esprit, accéder à la sagesse intérieure et se libérer des filtres de l'esprit.
Dans les contextes occidentaux, il est plutôt associé à la pratique du yoga en tant que méthode de relaxation et de réduction du stress mais moins connu en tant que méthode de développement spirituelle.

Au milieu du XXe siècle, Swami Satyananda Saraswati, fondateur de l'École de Yoga de Bihar en Inde, en a systématisé la pratique qu'il a enseignée et ensuite publiée dans son livre "Yoga Nidra". Cette diffusion a contribué à populariser le Yoga Nidra en dehors de l'Inde et à le rendre accessible à un plus large public.

Aujourd'hui, le Yoga Nidra est largement pratiqué dans le monde entier en tant que moyen de relaxation, de réduction du stress et d'approfondissement de la pratique spirituelle.

COMPRENDRE LES SCRIPTS DE YOGA NIDRA

À la différence d'autres méthodes de méditation, le Yoga Nidra est toujours pratiqué sous la direction verbale d'un instructeur. Les instructions sont transmises sous forme de scripts, qui se déclinent en une myriade de variations.

De nombreux livres et sites web proposent des scripts de Yoga Nidra pré-écrits abordant différents thèmes. Cependant, si vous souhaitez véritablement inspirer le changement, la transformation, et aider vos élèves à surmonter leurs défis personnels, il est conseillé de développer les compétences qui vous permettront de créer vos propres scripts.

S'il est vrai qu'il n'existe pas vraiment, de structure rigide pour l'écriture des scripts, il n'en reste pas moins important de suivre certaines lignes directrices ; car une séance de Yoga Nidra est constituée d'une fusion de techniques spécifiques. Ces lignes directrices garantissent que la pratique reste, authentique, basée sur l'essence du Yoga Nidra, et évite qu'elle ne soit substituée par une simple relaxation ou une visualisation. N'oubliez pas que le Yoga Nidra n'est ni relaxation, ni visualisation, ni rêve ; c'est un état d'hyper-conscience.

Dans les chapitres qui suivent, nous approfondirons tous les composants d'une séance de Yoga Nidra. Vous aurez ainsi une meilleure compréhension de cette méthode ancestrale. Cela facilitera le processus de création et apportera plus de profondeur à vos scripts.

But des scripts de Yoga Nidra

Les scripts de Yoga Nidra servent de cadre directeur à l'enseignant. Leur structure conduit habilement les participants, des niveaux grossiers et externes de la conscience vers les niveaux plus subtils et intérieurs.

Ils peuvent être vus comme une carte routière munie d'instructions que l'on suit avec un certain degré de liberté.

Anatomie d'un script

Un script de Yoga Nidra se compose de plusieurs étapes. Celles-ci, permettent de découvrir les différents niveaux de conscience, allant de la conscience à l'état de veille à la conscience en état de sommeil profond. Chaque étape comprend des instructions spécifiques que le praticien doit suivre. Certaines d'entre-elles sont obligatoires, d'autres pas.

Types de scripts

Il existe de nombreux types de scripts de Yoga Nidra, chacun ayant son propre objectif. Certains scripts visent à réduire le stress, d'autres visent à améliorer le sommeil ou à soulager l'anxiété. D'autres, encore, sont plus axés sur la dimension spirituelle ou la connaissance de Soi.

Il existe également des scripts conçus pour une population spécifiques, comme les enfants ou les femmes enceintes.

Éléments communs des différents scripts

Bien que chaque script de Yoga Nidra soit unique, il existe certains éléments communs aux diverses approches. Les séances comprennent, presque toujours : une phase de relaxation, un balayage corporel, une prise de conscience de la respiration, l'union à la « conscience inconsciente » et le retour progressif à la conscience éveillée.

Dans ce guide, nous nous baserons sur la structure de Panchamaya Kosha (voir le prochain chapitre) pour créer nos scripts. Le plus important est de garder à l'esprit que l'essence du Yoga Nidra consiste à se libérer de l'emprise des schémas subconscients et d'entrer en connexion avec notre état de conscience le plus élevé.

YOGA NIDRA ET KOSHAS

Une séance de Yoga Nidra est comme un voyage d'exploration en terre inconnue dans lequel l'enseignant a le rôle de guide assermenté et les participants celui de voyageurs.

Se lancer dans une telle aventure, sans ligne directrice ; équivaut à voyager sans feuille de route, autrement dit « les yeux fermés », et donc, à prendre le risque de se perdre.

Organiser l'exploration de la conscience et de ses différents niveaux, demande de la préparation. C'est un peu comme organiser un circuit et ses différentes étapes. Le script est la feuille de route de ce circuit.

Lorsque cette exploration est correctement structurée, vous êtes assurés que les participants visiterons les sites principaux, arriveront à destination et auront un voyage riche en expériences.

Vous avez peut-être entendu parler de *Panchamaya Koshas* ? Et bien, sa structure est idéale comme base de scripts. Nous allons voir, dans les pages qui suivent, pourquoi et comment vous pouvez l'utiliser pour écrire vos séances de Yoga Nidra.

Les 5 Koshas

Le *Panchamaya Kosha* est composé de cinq couches entrelacées enveloppant la Pure Conscience. Ces enveloppes sont interdépendantes et représentent différentes dimensions de l'être. Elles peuvent servir de feuille de route pour notre voyage de découverte de soi.

En approfondissant et en harmonisant chaque couche, nous avançons vers une conscience et une réalisation de soi accrues.

Première enveloppe, *Annamaya Kosha* : la couche la plus externe, qui signifie littéralement la couche de nourriture, correspond au corps physique composé de matière, notamment la peau, les os, les muscles, les organes et les tissus.

C'est à travers *l'Annamaya Kosha* que faisons l'expérience du monde physique et que nous interagissons avec l'environnement naturel.

Deuxième enveloppe, *Pranamaya kosha* : l'enveloppe énergétique du corps. Ce *kosha* est composé des cinq *pranas* majeurs et facilite la circulation de l'énergie vitale.

Il joue un rôle central dans les fonctions vitales.

Troisième enveloppe, la *Manomaya kosha* : l'enveloppe mentale. Elle est constituée de nos sentiments, pensées, émotions et imagination.

Ce *kosha* est responsable de nos fonctions cognitives, telles que, la mémoire, la perception et le raisonnement, et c'est là que nous traitons nos expériences et émotions.

Quatrième enveloppe, *Vijnanamaya Kosha* : l'enveloppe intellectuelle composée de notre intellect, notre intuition et notre sagesse intérieure.

C'est là que réside la capacité de distinguer le bien du mal et l'éternel de l'illusoire, ce qui en fait un facteur clé dans notre croissance et développement spirituels.

Ce *kosha* est également l'endroit où nous nous connectons avec notre moi le plus profond et où nous ressentons un sentiment d'unité avec l'univers.

Cinquième enveloppe, *Anandamaya kosha* : l'enveloppe de la béatitude. C'est le voile le plus fin et le plus subtil, il est également décrit comme étant la dimension de l'âme.

Ce *kosha* nous permet de ressentir la joie, l'amour et le bonheur.

C'est à ce niveau que nous vivons l'état de contentement et celui de libération spirituelle. C'est de là que nous ressentons notre interconnexion avec toutes choses.

Nous avons vu, plus haut, que la pratique du Yoga Nidra nous guide à partir de la dimension « finie » extérieure vers notre dimension infinie intérieure, un espace illimité où nous expérimentons l'épanouissement et la connexion avec notre vrai Soi.

La voie des *koshas* nous guide, elle aussi, de l'extérieur vers l'intérieur, du matériel vers l'immatériel, du physique vers le spirituel. Cette structure est donc idéale en tant que ligne directrice pour l'écriture des scripts de Yoga Nidra.

L'utilisation de ce modèle garantit que les pratiquants progressent, graduellement, vers l'intérieur et ce jusqu'à atteindre leur essence la plus profonde. Ce qui nous amène aux différentes étapes d'un script de Yoga Nidra.

Ces étapes forment une séquence, nous guidant plus profondément dans le royaume du Soi. Nous les explorerons plus en détails, dans les pages qui suivent.

Etapes d'une séance de Yoga Nidra

Les diverses formes du Yoga Nidra peuvent sembler avoir, chacune, des structures uniques, alors que la plupart d'entre-elles partagent un cadre commun comprenant différentes étapes.

Pour étudier ce cadre, nous allons utiliser la structure classique d'une séance de Yoga Nidra Satyananda©. *Celles en italique indiquent les étapes qui ne sont pas toujours utilisées dans d'autres écoles de Yoga.*

Relaxation : Détente et déconnexion du quotidien. Reconnexion à l'instant présent.

Sankalpa (première fois) : Définir et exprimer une intention ou une résolution.

Rotation de la conscience (balayage corporel) : diriger l'attention, de façon consciente et précise, sur différentes parties du corps.

Conscience de la respiration : se concentrer sur la respiration et son rythme.

Sensations et émotions opposées : Expérimenter et observer des sensations opposées.

Chidakasha (facultatif) : Observer l'espace de conscience.

Visualisation : Visualiser avec tous les sens des images ou une histoire.

Sankalpa (deuxième fois) : Réitérer la résolution.

Clôture : Ramener progressivement la conscience à l'environnement physique, à la dimension extérieure.

Comprendre les correspondances entre les différentes étapes d'une séance et les 5 *Koshas* vous permettra d'écrire vos scripts avec une approche holistique des dimensions - physique, mentale et spirituelle, guidant ainsi les praticiens vers la découverte de et l'union au, Soi.

Correspondances des Koshas avec les étapes d'une séance de Yoga Nidra

Koshas	Stages of Yoga Nidra
Anamaya kosha	Préparation - Relaxation Rotation de la Conscience – Clôture
Pranayama kosha	Conscience de la respiration – des flux - Rotation de la Conscience
Manomaya kosha	Sensations Opposées - Images, visualisation - Sankalpa
Vijnanamaya kosha	Chidakasha - Images, visualisation
Anandamaya kosha	Chidakasha – bien qu'il soit présent à toutes les étapes et dans le bref silence de la visualisation.

Nous allons, maintenant, voir quels sont les effets et les bénéfices de chaque étape. Être conscient de leur impact vous aidera à rédiger des scripts plus cohérents.

EFFETS ET AVANTAGES DE CHAQUE ÉTAPE

Préparation - Relaxation

Tout comme l'échauffement que nous faisons avant un exercice physique, la relaxation prépare l'esprit, le corps et l'ensemble du système humain à la pratique du Yoga Nidra.

Il se pratique dans la posture de *Savasana* (couché sur le sol et immobile). Cette posture met souvent à l'épreuve, la capacité des participants à lâcher prise et à dépasser leurs résistances. D'où la nécessité de la relaxation en début de séance.

La relaxation générale devrait induire un sentiment de sécurité afin de facilité le lâcher prise et la réceptivité durant le reste de la séance. C'est une étape indispensable et tous les scripts de Yoga Nidra devraient débuter par cinq à dix minutes de détente physique et mentale.

Sankalpa

La deuxième étape d'un script de Yoga Nidra introduit le concept de *Sankalpa* (résolution).

C'est une affirmation, une direction claire et volontaire, que les participants donnent à leur subconscient. Elle est répétée trois fois intérieurement. Il est demandé qu'elle soit imprégnée de conviction, de confiance et d'une conscience sensorielle accrue afin d'en renforcer l'impact.

Le point commun, de toutes les formes de Yoga Nidra qui utilisent le Sankalpa, réside dans sa formulation : une déclaration concise, à la première personne et au présent.
Le Sankalpa n'est pas une simple intention, c'est une résolution, une induction donnée à l'esprit subconscient. Il agit ainsi comme un outil puissant alignant les aspirations conscientes et subconscientes, catalysant le changement et l'évolution.

Rotation de la Conscience

La rotation de conscience est une technique qui induit une relaxation de l'esprit en relaxant le corps. Les participants sont guidés à travers un balayage corporel.
Au cours de cette étape, ils sont invités à concentrer leur attention sur différentes parties du corps.

Dans le Yoga Nidra Satyananda©, la rotation de la conscience commence par le pouce droit. Certaines variantes, ont pour point de départ le point situé entre les sourcils. Vous en trouverez un exemple p. 25 de ce manuel.
L'objectif principal de cette pratique est d'isoler l'esprit des stimuli externes et des distractions sensorielles.
Elle se déroule souvent en deux parties : la conscience de parties spécifiques du corps et la conscience du corps dans son ensemble.

Conscience du corps (facultatif)

Cette phase approfondit l'état de relaxation du praticien, favorisant une connexion avec les sens subtils. Elle permet, également, de garder les participants ancrés et présents.
Dans les écoles Satyananda, les individus sont souvent invités à sentir, attentivement, des parties spécifiques du corps – par exemple, sentir les paumes, les lignes des mains ou noter le doux contact des lèvres entre elles.

Notez que cette étape peut ne pas être incluse dans les scripts d'autres formes de Yoga Nidra.

Conscience du souffle

La conscience de la respiration améliore la concentration et développe la gestion de la respiration. Elle facilite la circulation du *Prana* (énergie vitale) et fortifie l'esprit.

Grâce à la conscience du souffle, les participants approfondissent l'état de relaxation mentale atteint lors de la rotation de conscience.

La conscience de la respiration commence par une observation générale du flux et du rythme de la respiration et progresse vers un examen plus profond de ses qualités et de ses sensations, favorisant l'équilibre et la concentration.

Cette étape se termine, généralement, par un compte à rebours, contribuant au renforcement de la concentration et au ralentissement des processus mentaux.

Bien que le compte à rebours ne soit pas utilisé dans toutes les formes de Yoga Nidra, sachez qu'il constitue une technique d'approfondissement remarquablement efficace.

Sensations opposées (facultatif)

Dans la forme traditionnelle du Yoga Nidra Satyananda©, on utilise *pratipaksha bhavana*, l'expérience des sensations opposées. Passer d'une sensation (chaud) ou d'une émotion (tristesse) à son contraire (froid - joie), crée un équilibre.

Ici, les participants découvrent, consciemment ou non, qu'ils peuvent gérer leurs émotions et leurs perceptions. C'est, donc, l'occasion d'apprendre à contrôler certaines fonctions subconscientes.

Cette étape utilise l'association d'opposés et a pour effet, de permettre la dissolution de certains conditionnements.

Elle aide les pratiquants à observer ce à quoi ils s'identifient habituellement et à comprendre qu'ils ne sont ni leurs émotions, ni leurs sentiments ou sensations. Elle renforce la force intérieure et la volonté.

L'idéal est d'atteindre le point zéro. Un point où il n'y a ni chaud ni froid, ni joie, ni tristesse.

Chidakasha (facultatif)

Chidakasha, traduit par « espace de conscience », est le lieu où s'entrecroisent le conscient, le subconscient et le supraconscient. C'est dans cette dimension que se manifestent les phénomènes mentaux qui apparaissent sous diverses formes - images, pensées ou/et émotions.

Au cours de cette étape, les pratiquants se concentrent sur *Chidakasha*, observant l'espace et son contenu, avant de passer à la visualisation.

Il est important de noter que pour certains, l'observation d'un espace sombre, peut susciter de l'angoisse. En particulier lors des premières séances. D'où l'importance, pendant les étapes précédentes, d'avoir créé un environnement de sécurité et de soutien.

Lorsque vous enseignez à des débutants, guidez-les avec précaution lors de l'observation de *Chidakasha* car la nature de l'expérience est imprévisible. Si vous pensez que cette étape risque d'entraîner beaucoup d'anxiété chez vos élèves, vous pouvez l'omettre.

Les participants sont priés de rester neutres, observant sans critique, tout ce qui se passe derrière leurs paupières fermées ou leur front.

Pour ceux qui sont à l'aise avec l'obscurité, cette étape donne à l'esprit un espace et un temps de repos, permettant aux pratiquants de se distancier de leurs pensées et de se connecter à leur dimension supérieure : le témoin.

Il convient de noter que les participants entrent, à ce stade, dans une phase vulnérable, où ils abandonnent leurs dernières défenses.

Facilitez, donc, leur sentiment de sécurité et guidez-les pour qu'ils maintiennent une distance entre eux et *Chidakasha* afin qu'ils restent dissociés.

La perception de Chidakasha, une deuxième fois, après la visualisation, est, en général, plus aisée et plus claire. Elle donne l'opportunité, aux pratiquants, de se connecter avec leur moi supérieur, d'approfondir leur conscience de soi et leur expérience spirituelle. Elle n'est, cependant, pas systématiquement pratiquée. C'est vous qui choisissez.

Visualisation

La visualisation est la continuation naturelle de Chidakasha. Ici, les pratiquants sont invités à imaginer des symboles, des images ou/et des situations spécifiques.

Si l'on reprend l'idée qu'une séance de Yoga Nidra est comme un voyage, cette étape s'apparenterait à la visite d'un site particulier. Dans cette phase, les participants peuvent faire l'expérience de l'interaction entre le monde extérieur et le monde intérieur.

Au travers de la visualisation, ils sont mis en contact avec certaines de leurs empreintes inconscientes (mémoires, croyances...). Cela leur permet de mieux comprendre les filtres de l'esprit, la naissance des émotions et de cultiver leur capacité de contrôle sur leurs réactions mentales et émotionnelles. Grâce à la visualisation, des choses remonteront à la surface de manière tout à fait inconsciente, sans douleurs, sans heurts puisqu'elles sont vues par l'observateur distancié. Cela permet à une purification de l'esprit et du cœur.

La visualisation fait remonter certains souvenirs. Elle contribue à leur libération et à la création de nouvelles voies neuronales dans le cerveau. Elle permet, également, la découverte de la subjectivité de l'interprétation mentale.

Retour

Après avoir guidé les participants tout au long du processus de visualisation, il est crucial de faciliter leur retour à la conscience éveillée.

Rappelez-vous qu'ils reviennent d'une plongée profonde dans le monde du «sommeil». Cette transition doit donc être, aussi douce et progressive que l'induction initiale, même si elle se fait à un rythme plus rapide.

Si vous avez introduit *Sankalpa* en début de séance, c'est le moment de demander aux participants de le répéter, à nouveau, trois fois.

Guidez les participants en ramenant progressivement leur attention sur la respiration, le corps et l'espace qui les entoure, passant graduellement de la conscience intérieure à la conscience extérieure.

Une fois le retour terminé, encouragez les à bouger lentement leur corps et à s'étirer.

Rappelez-vous que, tout comme une plongée profonde nécessite une ascension prudente, le retour depuis les profondeurs du Yoga Nidra doit être progressif. Offrez donc, au corps et à l'esprit de vos élèves, suffisamment de temps de réadaptation et d'ajustement.

Clôture

Ramenez l'attention des praticiens sur leur état actuel de relaxation et de bien-être, avant qu'ils n'ouvrent les yeux. Aidez-les à ressentir de la gratitude.

C'est, également, le moment idéal pour partager, en esprit, un sentiment positif, soit avec des personnes aimées soit avec tous les êtres de la planète.

Alternativement, certains enseignants, imposent des formules aux participants afin de s'assurer que leurs élèves finissent la séance dans un état d'apaisement et de positivité. En voici quelques exemples : « Je suis en paix », « Je suis détendu » ou « Je suis heureux ».

En fait, la clôture de séance doit permettre aux participants de quitter la pratique en étant, à la fois, centrés et légers.

ECRIRE VOS PROPRES SCRIPTS

Préparation - Relaxation

Le processus de relaxation générale peut être déclenché par différentes techniques. Celles-ci peuvent être employées individuellement ou en association. Vous pouvez choisir de :

- commencer par diriger l'attention des pratiquants vers leur respiration. Les inviter à observer les mouvements de leur poitrine et de leur ventre à chaque respiration.
- les aider à relâcher les tensions physiques toute tension physique grâce à un rapide scan corporel. *Commencer le balayage corporel à partir de la tête facilite le détachement des pensées.*
- de demander aux participants de contracter et relâcher certaines parties du corps ou certains muscles.
- d'inviter les pratiquants à se souvenir d'un moment positif de leur journée ou de leur vie. *Cela induira un sentiment positif qui les aidera à laisser de côté leurs soucis quotidien.*
- leur proposer une induction, telle que : « Imaginez comment serait cette séance si vous pouviez vous sentir détendu durant toute sa durée. ».
- leur demander de compter leurs respirations pendant une courte période. *C'est une technique efficace pour relâcher la tension mentale.*

- captiver leur imagination avec une brève visualisation. Par exemple, en leur demandant d'imaginer écrire leurs pensées sur un papier et de le placer ensuite dans un tiroir - ou de sentir une brise chaude caresser doucement leur corps, créant une sensation de douceur ou de voir leur corps se ramollir comme du beurre au soleil.

Dans la tradition classique du Satyananda Yoga Nidra©, c'est la technique *d'Antar Mouna* qui est utilisée. Cette technique utilise l'ouïe. Elle consiste à se concentrer sur les sons. On commence par écouter, observer, les sons lointains. L'ouïe, va d'un son à l'autre, sans s'y attarder. Puis elle revient, progressivement, jusqu'au lieu où l'on se trouve.

On peut aussi, commencer par écouter tous les sons (proches et lointains), puis le silence qui existe entre deux sons et autour d'eux.

L'objectif premier, de cette étape, est d'établir un sentiment de sécurité, permettant aux pratiquants de relâcher les tensions physiques et mentales et de guider leur attention de l'extérieur vers l'intérieur. Cela permet de favoriser l'état de présence de la conscience, nécessaire si l'on veut faire l'expérience de Yoga Nidra.

Précisions : *cette étape est cruciale, car la relaxation est la base d'une exploration plus approfondie de soi. Abordez-la avec douceur et sensibilité. Adaptez le processus aux besoins de chaque participant afin de cultiver un sentiment de sécurité et encourager une relaxation maximale.*

Sankalpa (optionnel)

C'est Swami Satyananda qui a popularisé l'idée du *Sankalpa* dans le Yoga Nidra.

Dans certaines formes de Yoga Nidra, l'intention ne peut que concerner la pratique elle-même. Exemple : « Je resterai conscient pendant toute la séance » ou « Je suis ici et maintenant ouvert et détendu ».

D'autres imposent le Sankalpa au pratiquant. L'enseignant énonce un Sankalpa pour tous. La résolution pourrait être quelque chose comme : le courage, l'amour, la paix intérieure ou l'épanouissement...

Sous d'autres formes, encore, la résolution est l'expression d'une décision qui concerne un objectif ou un désir personnel. Elle représente un état que le pratiquant souhaite expérimenter dans sa vie.

Et enfin, certaines formes de Yoga Nidra n'utilisent pas du tout Sankalpa.

Ce qui est commun à toutes les formes de Yoga Nidra incluant le Sankalpa dans leurs séances, est qu'il est énoncé sous la forme d'une phrase courte, claire, dite à la première personne et formulée au présent.

Rappelez-vous que le Sankalpa est bien plus qu'une intention, c'est une décision, une résolution, une forme d'induction donnée au subconscient. Dans sa forme plus spirituelle, c'est une inspiration qui vient à nous.

Si vous choisissez de laisser les participants créer leur propre Sankalpa, vous devez leur donner des instructions claires sur la manière de le formuler.

Ces instructions peuvent être données, soit à ce stade, soit avant le début de la séance, soit aux deux étapes.

Expliquez-leur qu'il ne doit concerner qu'eux, ne doit pas inclure une autre personne et être énoncé au présent comme s'il s'était déjà réalisé.

Evitez les expressions : « je veux – je crois – j'imagine... ». Amenez les participants à formuler une résolution basée sur le verbe « être ».

Certaines écoles énoncent le Sankalpa sous forme négative telle que : « Je ne fume pas ».

Personnellement, je pense que la positivité de la résolution est importante.

Veillez donc également, à ce que la formulation n'implique pas de situation négative, telle qu'une « guérison » qui sous-entend la maladie.

Dans de tels cas, il est préférable que le participant déclare « Je suis fort, je suis en bonne santé » plutôt que « Je suis guéri.».

L'essentiel est que la décision soit imprégnée de volonté, de détermination et que les émotions soient alignées.

Précisions : certaines croyances et valeurs peuvent s'opposer au Sankalpa. Les participants peuvent, alors, ressentir une certaine résistance. Dans la mesure du possible, aidez ces participants à créer un Sankalpa qui sera accepté comme quelque chose de réalisable par leur subconscient.

Rotation de la Conscience

Il peut sembler naturel de commencer la rotation de la conscience par le côté droit, mais il n'existe pas de règles fixes.

Habituellement, l'approche Satyananda commence par le pouce droit, tandis que d'autres écoles commencent par le point entre les sourcils ou le sommet de la tête.

Certains enseignants choisissent de se concentrer uniquement sur les principaux segments du corps (avant, arrière, haut et bas) ou exclusivement sur les articulations. D'autres choisissent de diriger l'attention des participants vers les chakras.

Lorsque vous enseignez à des débutants, il est conseillé de se concentrer uniquement sur les régions externes du corps. Demandez-leur de répéter mentalement les noms des parties du corps que vous nommez. Cette technique aide grandement à stabiliser l'attention, à prévenir l'ennui et à maintenir un juste niveau de vigilance, minimisant ainsi le risque d'endormissement.

Après quelques temps de pratique, introduisez les articulations, puis les organes internes.

Ce qui importe, durant cette étape, c'est d'encourager les participants à ressentir, à regarder avec leurs yeux intérieurs, à écouter, chaque partie du corps que vous mentionnez.

A mesure que les participants acquièrent plus d'expérience, vous pouvez intégrer des visualisations – Exemple : un faisceau de lumière, la vibration d'une note, la sensation d'une goutte d'eau, ou encore, un effet de chaleur ou de fraîcheur. Ou simplement la visualisation de chacune des parties du corps, externes et internes.

Finalement, avec le temps, vous pourrez progresser vers l'exploration des différents chakras, passant du domaine physique au domaine énergétique.

La clôture de cette étape – la rotation de la conscience - comprend des mouvements de l'attention qui iront :

• des pieds à la tête ou de la tête aux pieds
• de l'arrière vers l'avant – d'avant en arrière
• de gauche à droite – de droite à gauche
• du haut du corps au bas du corps – du bas du corps au haut du corps
• des membres au torse en passant par la tête

Le but, ici, est d'avoir conscience du corps dans son ensemble et donc de ressentir son relâchement complet.

Précisions: *il n'existe pas d'ordre prédéfini. Ce qui est souhaité, est que les participants passent consciemment par chaque point.*
Lorsque vous travaillez avec des personnes ayant une douleur chronique, il peut être nécessaire d'éviter de nommer certaines parties du corps.
Gardez à l'esprit qu'en tant que facilitateur, votre approche se doit d'être adaptée aux besoins uniques de vos participants.

Quelques exemples de rotation de conscience

Version courte

Talon droit. Talon gauche. Mollet droit. Mollet gauche. Genou droit. Genou gauche. Cuisse droite. Cuisse gauche. Hanche droite. Hanche gauche. Les deux jambes ensemble. Bas du ventre. Bas du dos. Nombril et haut du ventre. Milieu du dos. Thorax – avant, arrière. Poitrine. Haut du dos, omoplates.

Main droite. Main gauche. Poignet droit. Poignet gauche. Avant-bras droit. Avant-bras gauche. Coude droit. Coude gauche. Bras droit. Bras gauche. Épaule droite. Épaule gauche. Les deux bras ensemble. Cou. Gorge. Visage. Crâne. Arrière de la tête. Tous les points de contact avec le sol…

Version longue

Dirigez votre attention vers la main droite. Commencez par le pouce droit. Passez à l'index puis au troisième doigt. Au quatrième. Enfin, concentrez-vous sur le petit doigt. Maintenant diriger votre attention sur la paume de la main droite. Puis passez au dos de la main. Continuez jusqu'au poignet. Continuez le long de l'avant-bras. Déplacez votre conscience vers le coude. Montez progressivement jusqu'au bras. Dirigez votre attention vers l'épaule.

Maintenant, passez à l'aisselle droite. Puis, aux côtes du côté droit. Ensuite, la taille. Continuez, ainsi, jusqu'à la hanche droite. Puis la cuisse droite. Le genou. Le mollet. La cheville. Maintenant dirigez votre attention sur le talon droit. Puis sur la plante du pied. Le coup de pied. Maintenant, portez votre attention sur le gros orteil droit, le deuxième orteil, le troisième, le quatrième et le cinquième.

Maintenant, concentrez-vous sur la main gauche. Commencez par le pouce de la main gauche. Puis l'index et le majeur, l'annulaire, l'auriculaire. Puis ressentez la paume de la main gauche. Ensuite passez au dos de la main. Continuez jusqu'au poignet, le long de l'avant-bras et déplacez votre attention vers le coude. Montez progressivement jusqu'au bras. Puis jusqu'à l'épaule.

Passez à l'aisselle gauche puis aux côtes du côté gauche. La taille. La hanche gauche. La cuisse. Le genou gauche. Descendez jusqu'au mollet. Jusqu'à la cheville. Maintenant dirigez votre attention sur le talon gauche. Puis sur la plante du pied. Le coup de pied. Maintenant, ressentez le gros orteil gauche. Le deuxième. Le troisième. Le quatrième. Et le cinquième.

Allez au sommet de la tête. Passez au front. Continuez vers les deux tempes. Le sourcil droit, puis le gauche. Maintenant concentrez-vous sur l'espace entre les sourcils. Amenez votre attention sur la paupière droite, puis la gauche. L'œil droit. L'œil gauche. Dirigez la vers l'oreille droite. L'oreille gauche. Le tympan à droite. Le tympan à gauche. Maintenant, portez votre attention sur les joues. Puis le nez, le bout du nez, la narine droite, la narine gauche. Sentez votre lèvre supérieure, votre lèvre inférieure. Maintenant, concentrez-vous sur les mâchoires. Puis amenez l'attention dans votre bouche. La langue, les dents, les gencives et le palais. Maintenant, passez au menton. Puis descendez vers la gorge.

Laissez votre attention continuer son chemin vers les clavicules. La droite, la gauche. Le côté droit de la poitrine. Le côté gauche. Maintenant, dirigez-la vers le centre de la poitrine. Descendez vers le haut du ventre. Passez au nombril. Puis au bas ventre. Et l'aine. De l'aine, passez à la fesse droite. Puis la fesse gauche. Le bas du dos. Le milieu du dos. Le haut du dos. Maintenant, portez votre attention sur l'omoplate droite. Puis la gauche. Et ensuite, ressentez toute la colonne vertébrale avec la nuque.

Sentez l'arrière de la tête. Élargissez progressivement votre conscience pour qu'elle englobe toute la tête.
Ressentez le bras droit, puis le gauche, puis les deux bras

ensemble.
Passez à la jambe droite. La jambe gauche, puis aux deux jambes, ensemble.
Maintenant, portez votre attention sur tout l'avant du corps, puis sur tout l'arrière. Sentez, écoutez, voyez tout votre corps. Soyez pleinement conscient de tout votre corps immobile, relâché, allongé sur le sol.

Précisions*: N'oubliez pas qu'il n'y a pas de manière figée de réaliser cette pratique et que vous pouvez ajuster la séquence en fonction de vos préférences et des besoins de vos participants.*

Les 61 points

1. Point entre les sourcils
2. Centre de la gorge
3. Articulation de l'épaule droite
4. Articulation du coude droit
5. Milieu du poignet droit
6. Pointe du pouce droit
7. Bout de l'index
8. Bout du majeur
9. Bout de l'annulaire
10. Bout du petit doigt
11. Articulation du poignet droit
12. Articulation du coude droit
13. Articulation de l'épaule droite
14. Centre de la gorge

15. Articulation de l'épaule gauche
16. Articulation du coude gauche
17. Milieu du poignet gauche
18. Pointe du pouce gauche
19. Bout de l'index
20. Bout du majeur
21. Bout de l'annulaire
22. Bout du petit doigt
23. Articulation du poignet gauche
24. Articulation du coude gauche
25. Articulation de l'épaule gauche
26. Centre de la gorge

27. Centre de la poitrine
28. Mamelon droit
29. Centre de la poitrine
30. Mamelon gauche
31. Centre de la poitrine
32. Plexus solaire (juste en dessous du sternum)
33. Centre du nombril (3 doigts en dessous du nombril)

34. Articulation de la hanche droite
35. Articulation du genou droit
36. Articulation de la cheville droite
37. Gros orteil droit
38. Pointe du deuxième orteil
39. Pointe du troisième orteil
40. Pointe du quatrième orteil
41. Pointe du petit orteil
42. Articulation de la cheville droite
43. Articulation du genou droit
44. Articulation de la hanche droite
45. Centre du nombril (3 doigts en dessous du nombril)

46. Articulation de la hanche gauche
47. Articulation du genou gauche
48. Articulation de la cheville gauche
49. Gros orteil gauche
50. Pointe du deuxième orteil
51. Pointe du troisième orteil
52. Pointe du quatrième orteil
53. Pointe du petit orteil
54. Articulation de la cheville gauche
55. Articulation du genou gauche
56. Articulation de la hanche gauche
57. Centre du nombril (3 doigts en dessous du nombril)

58. Plexus solaire
59. Centre de la poitrine
60. Creux de la gorge
61. Centre entre les sourcils

Précisions: *ici, votre objectif est de guider les participants vers un état de conscience corporelle profond, en les encourageant à ressentir véritablement chaque partie. Pour y parvenir, pensez à demander aux participants de répéter silencieusement le nom de chaque partie du corps après vous. La clé du succès réside dans le maintien d'un rythme*

approprié.
Pour déterminer le rythme optimal, répétez mentalement chaque partie du corps après les avoir nommez à voix haute.

Conscience du corps (facultatif)

Au cours de cette phase, les participants approfondissent l'état de l'observateur, s'accordant avec leurs sens les plus subtils. En parallèle cette phase leur permet de rester ancrés et présents.

En règle générale, durant cette étape, ils sont invités à ressentir méticuleusement des zones spécifiques du corps comme les lignes de la main, le contact subtil des lèvres ou le toucher délicat des paupières entre elles.

Conscience de la respiration

Cette étape de la séance offre une fluidité qui s'adapte à diverses pratiques.

Que vous optiez pour des techniques de contrôle de la respiration, pour le comptage, la visualisation de la respiration ou toute autre méthode, l'objectif premier reste de cultiver une connexion profonde avec la respiration.

Dans un premier temps, encouragez les participants à observer leur respiration sans tenter de la modifier. Une fois l'attention bien ancrée, vous pouvez choisir d'introduire une pratique spécifique :

Dirgha : Celle-ci permet aux participants d'apprendre à guider leur respiration et de l'approfondir. Elle a un profond effet relaxant.

Ujjayi pranayama : Améliore la concentration grâce à une respiration régulée et à l'attention apportée au son.

Nadi Shodhana ou Anuloma Viloma : Permet d'équilibrer les deux hémisphères du cerveau, les systèmes nerveux également. Améliore grandement la concentration.

Brahmari : Le fait d'écouter le son de la respiration en esprit ou de sentir le son résonner dans différentes parties du corps, augmente la sensibilité des perceptions et permet une meilleure intériorisation.

Vous pouvez aussi demander aux participants, de simplement visualiser le passage de la respiration. De voir l'air entrer par les deux narines, d'expérimenter l'union de ces deux courants à la fin de l'inspiration et leur séparation au début de l'expiration.
Ou les inviter à égaliser l'inspiration et l'expiration, ou encore, leur proposer de respirer à un rythme spécifique.

Puis, vient le compte à rebours. Si vous avez des tendances mystiques, utilisez un multiple de 108 : 54 ou 27

Précisions: introduisez les techniques de pranayama progressivement. Certains élèves n'ont peut-être jamais pratiqué pranayama ou la technique que vous avez choisie.
Prenez, donc, quelques minutes, en début de séance, pour introduire et pratiquer la technique que vous souhaitez incorporer.
Cela garantira une expérience cohérente et efficace de la pratique.

Sensations opposées (facultatif)

Ici, faites simplement preuve de prudence quant à la longueur des descriptions. La quête inhérente d'équilibre du corps génère naturellement des sensations opposées. Lorsque les descriptions sont trop brèves, les participants n'auront peut-être pas suffisamment de temps pour éveiller ces sensations. À l'inverse, des descriptions trop détaillées peuvent inciter le corps à générer prématurément la sensation opposée.

Lors de l'exploration des sensations, il peut être utile de demander aux participants de se remémorer des moments de leur vie où ils ont ressenti des sensations identiques à celles que vous leur proposez (par exemple : froid, lourd, chaud, léger…).
Elles peuvent, d'ailleurs, être soit physiques, soit mentales ou encore, émotionnelles.

Afin d'aider les participants à ressentir les sensations, vous pouvez utiliser un mini scénario. Pour le froid, vous pourriez leur proposer qu'ils se voient, les pieds nus dans la neige. Leur demander de ressentir le souffle glacé sur leur visage…

Attention de proposer les sensations et émotions par paires d'opposées – froid, chaud puis lourd, léger.

Utilisez uniquement des sensations et des émotions qui sont réellement des opposés complémentaires. Exemple : ne pas utiliser le froid et l'humidité mais le froid et le chaud ou l'humide et le sec.

Commencez toujours par l'émotion, ou la sensation, négative et passer à l'émotion, ou la sensation, positive afin de préserver un état intérieur globalement positif.

Tirez parti de la respiration, notamment pour les sensations de lourdeur et de légèreté. Légèreté sur l'inspiration et lourdeur sur l'expiration.

Avec la pratique, et après avoir ressenti chaque sensation ou émotion, les participants peuvent faire la transition entre les états opposés, en passant de l'un à l'autre à plusieurs reprises jusqu'à atteindre le centre. Là où il n'y a ni chaud, ni froid, ni lourd, ni léger. Là où aucun des extrêmes n'existe.

Les enseignants qui se sentent très à l'aise avec l'écriture des scripts peuvent, également, inclure des émotions ou sensations opposées, dans l'étape de la visualisation.

Précisions: *gardez à l'esprit que certaines sensations peuvent déclencher des expériences négatives chez certains participants. Par exemple, les personnes en convalescence pour un trouble de l'alimentation pourraient être sensibles aux sensations de lourdeur et de légèreté. Choisissez le langage de manière réfléchie et encouragez toujours les participants à revenir à la conscience de la respiration en cas d'inconfort.*

Chidakasha

Chidakasha est généralement décrit comme une obscurité infinie, de couleur bleu foncé. La description que vous utilisez pour Chidakasha peut profondément influencer le sentiment de sécurité, ou d'insécurité, du pratiquant.

Ainsi, il est conseillé d'utiliser des termes évoquant la sécurité, tels que « chaleureux », « sûr » et « convivial ».

Diverses métaphores peuvent illustrer Chidakasha. En voici quelques exemples :

- La mer, une nuit de nouvelle lune sans étoiles dans le ciel. Le ciel et la mer se confondent. Les mouvements à peine perceptibles, sur la surface de la mer, sont les mouvements de l'esprit.
- Une pièce faiblement éclairée. Sentir les murs, le sol et le plafond. Un écran se dresse sur le mur avant. Sur cet écran des visions peuvent apparaître. Sur le sol ou sur le mur du fond, il y a un petit trou ou une porte qui invite à l'exploration et mène encore plus loin.
- Un théâtre avant que la représentation ne commence. La scène où se manifestent les phénomènes mentaux. Les coulisses – le subconscient. Et, là aussi, une petite porte à l'arrière, qui mène plus loin.
- Un cinéma, la salle dans le noir, l'écran.
- Une caverne…
- Un puits…

Si vous le pouvez, considérez Chidakasha comme analogue à votre esprit, avec des couches distinctes comprenant les aspects conscient, subconscient et hyperconscient. Tout comme dans la pratique plus large du Yoga Nidra, la progression de l'exploration se fait en allant des dimensions les plus grossières aux dimensions les plus subtiles.

Précisions: *Encouragez, surtout les débutants, à rester dissociés plutôt qu'à s'immerger. L'idée est d'éviter que les participants ne se retrouvent déconnectés dans un « no man's land » et de maintenir leur conscience éveillée tout au long de la pratique.*

Visualisation

Maintenant que l'attention des participants est concentrée vers l'intérieur, proposez leur de visualiser des symboles, des images ou commencez votre récit.

Ici le défi est de maintenir les participants concentrés, de les empêcher de sombrer dans la rêverie ou de créer leurs propres visualisations même si cela peut sembler difficile, car nous ne sommes pas dans leurs têtes.
Ce qui est certain c'est que la façon d'enseigner et le scénario proposé joue un rôle important dans le maintien de la concentration et d'une conscience éveillée.
C'est pour cette raison qu'il est crucial que votre script, ne soit ni trop long, ni trop court. Un script trop long risque de créer l'ennui et d'offrir, aux élèves, l'opportunité de « déraper ». Un script trop court ne leur donne pas le temps de s'immerger, d'entrer pleinement dans la visualisation.

L'équilibre du script est la clé. Il doit fournir les détails adéquats, à l'expérience que vous souhaitez faire vivre aux participants, tout en leur laissant la possibilité de les compléter à partir de leur propre imagination.
Le rythme, lui aussi doit être moyen, ni trop rapide ni trop lent.

Oui, je vous entends. Facile à dire, pas facile à faire.
La pratique est un atout certain. Elle l'est d'ailleurs pour toutes les techniques de Yoga. Mais ne vous inquiétez pas, vous pouvez le faire. Faites-moi confiance. Dans le chapitre « Ecrire la visualisation » vous trouverez des conseils pour y arriver.

Retour

Après avoir guidé les participants tout au long de la visualisation, facilitez leur retour.

Vous pouvez soit choisir de demander aux participants de repasser par *Chidakasha* et de le ré-observer passivement, soit leur proposer de laisser la visualisation se dissoudre sans passage par *Chidakasha* (Exemple : Tout se dissout autour de vous et vous revoilà allongés sur le sol...) ou encore, les faire revenir au point de départ. - Exemple : s'ils étaient entrés dans une forêt, vous les guiderez pour en ressortir.

Si vous aviez inclus Sankalpa au début de la séance, c'est le moment de demander aux participants de se rappeler de leur résolution et de la répéter trois fois.

Ramenez l'attention des pratiquants d'abord sur la respiration, puis le corps et enfin l'espace physique qui les entoure. Vous les ferez, ainsi, passer graduellement de la conscience intérieure à la conscience extérieure.
Une fois le retour terminé, encouragez les à bouger lentement le corps et à s'étirer. Puis demandez-leur de se coucher sur le côté droit, avant de revenir en position assise.

Précisions: *Le retour s'effectue à un rythme plus rapide, mais pas brusquement. En tant qu'instructeur, n'oubliez pas que tout comme*

une plongée profonde nécessite une remontée prudente, le retour des profondeurs du Yoga Nidra doit être progressif afin d'éviter

des changements brusques d'état mental et physique. Donnez-leur suffisamment de temps pour que l'esprit et le corps se rééquilibrent et se reconnectent avec le monde extérieur.
Il est bon de suivre l'ordre inverse de celui que vous aviez choisi en début de séance, soit: respiration - sensation du corps - sensation de

l'espace – les sens tournés vers l'extérieur et des mouvements du corps. Cela procure au praticien un sentiment de symétrie et d'achèvement.

Clôture

Enfin, terminez en résumant les éléments clés de la séance et en exprimant votre gratitude. Les participants devraient quitter la pratique en étant centré, régénérés et relaxés.

Une alternative est de proposer des phrases encourageantes ou des formules apaisantes, telles que : « Je suis calme », « Je suis détendu » ou « Je suis rafraîchi », qui peuvent être répétées pour clore la séance.

ECRIRE LA VISUALISATION

Il existe deux types de visualisation : la liste de symboles ou d'images et le récit ou l'histoire.

Liste des symboles ou images

La liste des symboles ou des images est un excellent point de départ pour les débutants. Cette pratique les aide à développer leurs capacités de visualisation, en leur apprenant à recréer des symboles et des images à l'aide de tous leurs sens.
Cette approche est également plus sûre, car elle comporte moins de risques de déclencher des sentiments ou des émotions négatifs.

Les images et symboles doivent être nommés relativement rapidement, afin d'empêcher les participants de s'attarder ou de trop réfléchir. Répétez le nom de chaque symbole ou image trois fois avant de passer au suivant.

Lors des toutes premières séances, soyez aussi simple que possible. Evitez de donner trop de détails. Nommez simplement des objets, des lieux, des animaux… Par exemple : bougie (3 répétitions), montagne (3 répétitions), corbeau (3 répétitions), maison (3 répétitions), cheminée (3 répétitions)…

Au fil du temps, vous progresserez vers des symboles ou des images plus complexes. Vous commencerez à ajouter des détails, afin d'introduire d'autres sens. Exemple : une bougie allumée (3 répétitions), une montagne enneigée (3 répétitions), un corbeau qui vole (3 répétitions)...

Finalement, proposez des images plus complètes, comme : une tasse de thé chaud, de l'encens brûlant et un goût de citron...

Vous pouvez, également, choisir des symboles ou images opposés, éveillant à la fois des aspects positifs et négatifs. Exemples : un soleil éclatant (3 répétitions) et une pluie torrentielle (3 répétitions), un espace confiné (3 répétitions) et une zone vaste (3 répétitions)...

Précisions: certaines images ou scénarios peuvent déclencher des souvenirs, des impressions ou des émotions. Chaque image évoque quelque chose d'unique pour chaque individu, basé sur ses expériences de vie.
Le défi réside dans l'imprévisibilité de ce qu'une image ou un scénario pourrait évoquer. Par conséquent, soyez prudent lorsque vous les sélectionnez et concluez toujours par une image positive.

Histoires

Les visualisations sous forme d'histoire conviennent mieux aux personnes ayant une certaine expérience. En raison de leur complexité, rester concentré peut s'avérer difficile. Les novices risquent de, facilement, se mettre à élaborer leur propre récit au lieu de suivre vos instructions. Un peu comme s'ils choisissaient de suivre un sentier différent de celui que vous leur avez indiqué.

Cela étant dit, une histoire est essentiellement une collection de scènes (images) interconnectées, unies par un résultat global souhaité- la destination ultime de votre voyage, le point d'arrivée.

Décider du point d'arrivée

La première étape dans la rédaction d'un script de visualisation de Yoga Nidra consiste à identifier la leçon ou l'expérience que vous souhaitez que les participants atteignent ou acquièrent.
Ce genre de visualisation est comme un voyage : ce que certains appellent le thème central ou le résultat escompté, est votre

destination ultime, votre point d'arrivée. Voici une liste non exhaustive des résultats potentiels souhaités :

- La confiance en soi
- La délivrance
- L'estime et l'acceptation de soi
- Le lâcher prise
- La gratitude et l'appréciation
- Des concepts comme la vérité, la compassion et la tolérance

Le résultat souhaité est votre destination finale. Cependant, encore faut-il déterminer l'itinéraire, le chemin que vous emprunterez pour y amener les participants.

Déterminer l'itinéraire

Dans la vie, nous connaissons le succès, l'échec, la guérison et bien d'autres choses. Il y a et il y aura toujours de bons et de mauvais moments. La vie est, en fait, un mélange de hauts et de bas, de défis et de facilités.

L'itinéraire de votre script est un reflet de la vie avec ces différentes teintes, englobant aussi bien des moments faciles que des moments difficiles.

Pour pouvoir tracer le chemin menant au résultat souhaité, posez-vous quelques questions :

- Comment parvient-on à cet état intérieur ?
- Quels facteurs de la vie contribuent au développement de ce ou ces attributs ?
- Quelles expériences de vie une personne doit-elle vivre pour acquérir ces atouts ?

Portez une attention particulière à ce qui pourrait déclencher des émotions négatives intenses, mais ne les évitez pas entièrement. Il est bon d'intégrer certains défis car c'est cela la vraie vie. Il suffit de les sélectionner judicieusement pour éviter de surcharger les participants.

Imaginez des défis que les participants peuvent gérer avec succès.

Ces défis peuvent impliquer de surmonter la peur, l'anxiété, la tristesse ou le stress.

Exemple : si votre scénario implique l'escalade d'une montagne, vous pouvez introduire un segment où le chemin devient ardu, évoquez des sensations de fatigue, décrire un sac à dos encombrant ou proposez des conditions météorologiques difficiles.

Pour identifier les défis appropriés

Notez le résultat souhaité, le point d'arrivée et déterminez les émotions ou sentiments opposés. Exemple : L'opposé de la confiance en soi et le manque de confiance en soi qui est souvent accompagné par le doute et la crainte.

Pensez aux sentiments d'une personne qui manque de confiance en elle.

Imaginez les réactions typiques d'un individu dans diverses situations de la vie.

Identifiez les déclencheurs d'une émotion ou d'un sentiment négatif.

Utilisez votre propre expérience.

Vous avez désormais établi, le point de départ, le point d'arrivée et l'itinéraire. Il est temps d'écrire le contenu narratif. Suivre la structure décrite ci-dessous vous sera d'une grande aide.

Structurer l'histoire

Écrire une visualisation, c'est comme écrire un scénario, une histoire ; cela implique un début (point de départ), une progression (l'itinéraire – le point culminant de l'histoire) et une conclusion (le point d'arrivée). Les points structurés, ci-après, vous offriront des conseils pour façonner votre histoire.

1. **Établir le décor – Point de départ** : Décrivez l'environnement, le contexte, les personnages

principaux et la temporalité. Peignez une image vivante de l'endroit, avec qui et quand l'histoire commence.

Question : où, qui et quand ?

2. **Introduite une action** : Introduisez une action ou une activité qui engage les participants et donne un élan à l'histoire.

Question : que font-ils ?

3. **Rassurer** : Créez un sentiment de sécurité et d'enthousiasme. Décidez des émotions, sentiments, personnages ou outils qui feront que les participants se sentent rassuré tout au long de la séance. Rappelez-leur qu'ils ont le contrôle.

Question : sur quoi peuvent-ils se raccrocher en cas de crainte ou de doute ?

4. **Présenter les obstacles** : présentez des obstacles. Ces obstacles correspondent aux défis à surmonter abordés par votre métaphore. Ils sont les déclencheurs des émotions que vous souhaitez voir les participants dépasser. Comme être face à une porte fermée, escalader une haute montagne ou être perdu dans une forêt...

Question : qu'est-ce qui rend difficile l'atteinte du point d'arrivée, la réalisation du résultat souhaité ?

5. **Fournir des ressources** : Guidez les participants dans la recherche de ressources qui leur permettront de surmonter les obstacles. Ces ressources doivent être en rapport avec le résultat souhaité. Elles peuvent être imaginaires ou réalistes, comme découvrir une clé sous un vase ou recevoir l'aide d'un personnage serviable.

Questions – Quelle est la meilleure ressource ? Qu'est-ce qui aiderait dans une telle situation ?

6. **Atteindre le résultat** : Guidez les participants vers le point d'arrivée, là où ils atteindront avec succès l'état

émotionnel ou le résultat souhaité. Quelle que soit la situation ou les émotions, mettez l'accent sur leur réussite et leur succès.

Questions – Comment aller jusqu'au point d'arrivée ? Quel étapes permettent l'atteint du résultat souhaité ?

7. **Reconnaître les émotions** : laissez aux participants le temps de reconnaître leurs émotions et sentiments. Nommez-les, sans trop les décrire car chacun vit ses émotions de manière différente.

Questions – Comment se sentiront ils lorsqu'ils atteindront le résultat souhaité ? Quel sentiment, quelle émotions ressentiront ils ?

8. **Reconnaitre et Intégrer** : Encouragez les participants à reconnaitre et intégrer les leçons tirées de l'expérience.

Restez à ce stade pendant un certain temps. Vous pouvez leur demander de voir où ils ressentent cette émotion positive, quelle forme elle a, quelle couleur.

Une fois la structure de votre histoire en place, il est temps de d'écrire l'histoire, le scénario. Et pour ce faire, les métaphores peuvent vous être d'une très grande utilité.

Le pouvoir des métaphores

Les scripts de visualisation du Yoga Nidra utilisent des métaphores. Elles permettent la transmission d'un message au niveau subconscient et peuvent conduire à une transformation positive des attitudes, des croyances et de la perception des pratiquants.

La beauté des métaphores réside dans leur capacité à aborder un thème indirectement tout en en capturant son essence.

Leur pouvoir réside dans le fait qu'elles ne déclenchent pas la pensée critique ce qui réduit, automatiquement, la résistance psychique.

Guider les participants dans l'ascension d'une montagne, par exemple, reflète le thème de la confiance en soi et l'atteinte des objectifs.

La plupart des métaphores, comme celle présentée ci-dessus, trouvent leur inspiration dans les activités du monde réel.

Précisions: *Une métaphore trop fantaisiste, comme être un nuage flottant dans le ciel, peut ne pas fonctionner avec certains participants car elle demande trop d'imagination et ne leur permet pas de s'identifier. De plus, ils risquent de se retrouver à rêvasser, ce qui n'est pas le but du Yoga Nidra.*
Cet avertissement ne signifie pas que vous deviez les éviter complètement. Soyez simplement conscient que ce genre de métaphores demande beaucoup de dextérité de la part de l'enseignant et du pratiquant.

Les métaphores utilisent des éléments symboliques dont voici une liste non exhaustive :

- Les montagnes- symbole de défis. Leur taille, la nature du terrain représente le niveau de difficulté.
- Les collines, plus petites et moins escarpées, représentent des défis plus légers.
- Les rivières- symbole de l'écoulement du temps, impassible, incessant. Elles commencent à une source et vont jusqu'à la mer traversant divers territoires. Sur leur parcours, il leur arrive d'être souterraines.
- Les mauvaises herbes- symbole des pensées, des sentiments ou des croyances qui envahissent les esprits. Elles recouvrent notre jardin intérieur, étouffant les éléments positifs, les empêchant de croître. En enlevant leurs racines, nous nous assurons qu'elles ne repousseront pas.
- Le soleil- symbole de chaleur, de lumière et de vie. Il brille pour tous et sur tout, sans condition. C'est la source de toute vie. C'est la partie consciente de l'esprit, l'énergie masculine et active.
- La Lune- symbole du mystère. Elle est une lumière

froide qui éclaire les ténèbres. C'est un miroir qui reflète la lumière du soleil. Elle représente l'énergie féminine, passive, le subconscient. La lune reflète la lumière du soleil dans l'obscurité.

- Les forêts- symbole de l'esprit subconscient, elles aussi. Les arbres et les plantes sont les pensées. Elles peuvent avoir une végétation dense ou pas. Les sentiers qu'on y trouve sont les choix, les habitudes, les directions que nous pouvons choisir ou non de prendre.
- Les grottes reflètent également le subconscient. Elles peuvent offrir protection et isolement. C'est un lieu sombre et chaud.

Précisions: *Ne connaissant pas le vécu de chaque participant, il n'est pas possible de prédire l'effet exact qu'auront les éléments symboliques ou la métaphore elle-même, sur eux.*

En effet, il est très probable qu'une personne ayant failli se noyer réagisse négativement à une métaphore utilisant l'eau comme symbole.

Par conséquent, pour chacune des métaphores que vous emploierez, fournissez un outil de sécurité. Voici deux exemples :

- *Pour les peurs liées à l'eau : offrez la possibilité de respirer sous l'eau ou d'émerger à volonté.*
- *Pour la peur du noir : Prévoir une lampe de poche.*

En ce qui concerne la narration, ne soyez ni trop rapide, ni trop lent. Vous êtes en communication avec le subconscient. Ce niveau fonctionne plus rapidement que le conscient mais se perd aussi plus vite. Maintenez un rythme constant.

Conclusion et retour

Comme je l'ai souligné auparavant, votre script de visualisation est comme un voyage. Il est semblable à n'importe quel autre récit. Il est important de le clore de manière réfléchie. L'idée est que les participants gardent contact avec les émotions, sentiments et forces positives qu'ils ont ressentis, et soient capables de les intégrer dans leur vie quotidienne.

Mettre fin brusquement au scénario pourrait compromettre le travail et les progrès réalisés durant la séance. Pour assurer une transition de retour en douceur, envisagez d'utiliser les approches suivantes :

Dissolution des images :
Dites aux participants que ce qu'ils voient est en train de se dissoudre, un peu comme un nuage dans le ciel. Insistez sur le fait que ce qui reste, ce sont les nouvelles émotions, sensations et forces positives découvertes ou retrouvées.

Retour guidé :
Ramenez les participants au point de départ, là où la visualisation a commencé. Si c'était devant une forêt, guidez-les hors de la forêt (plus vite qu'à l'aller) et laissez ensuite l'image mentale disparaître.

Retour à Chidakasha :
Si votre visualisation a débuté avec Chidakasha, guidez doucement les participants vers son obscurité infinie et accueillante. Cela peut se faire avec l'image de la nuit qui tombe ou du décor qui disparait et laisse place à l'obscurité infinie.

Vous pouvez choisir de conclure la séance par une affirmation positive qui renforce l'expérience et l'impact de la pratique. Par exemple : « Je suis en paix avec moi-même et avec le monde qui m'entoure ».

Armés de ces informations, vous êtes équipé pour écrire diverses visualisations. Mais, si vous voulez aller plus loin et rendre votre récit encore plus efficace, plongez dans le prochain chapitre, où vous trouverez des conseils supplémentaires pour maximiser l'impact de votre récit.

PEAUFINER VOTRE SCRIPT DE VISUALISATION

Langage clair et concis : Le langage et les images utilisés dans un script de Yoga Nidra peuvent grandement affecter l'expérience du pratiquant.

Un langage complexe peut garder l'esprit conscient en alerte, les obliger à réfléchir, et donc, ne pas permettre l'état d'ouverture et d'abandon dans lequel ils devraient être.

Utilisez un langage clair et concis, en évitant toute confusion ou complexité dans vos instructions. Adaptez vos images pour qu'elles correspondent à l'objectif de la pratique, au résultat souhaité.

Engagement sensoriel : Donnez aux participants la possibilité d'utiliser tous leurs sens. La visualisation en sera grandement facilitée. Vous améliorerez, ainsi, l'immersion des élèves et amplifierez l'intensité de leur expérience.

Eveillez tous leurs sens en incorporant des indices visuels, acoustiques et sensoriels.

Vous pouvez le faire en leur posant des questions telles que :

Comment se sent votre corps ?
De quelle couleur est le ciel?
Quelle est la taille de la porte ?
Quelle est la météo?

Qu'entendez-vous ?

Et/ou en utilisant des verbes orientés vers l'action : marcher - écouter - ressentir – observer - prendre…

Sélectionnez les détails : Donnez la priorité aux détails pertinents tout en omettant ceux qui sont superflus.

Décrivez uniquement les éléments qui contribuent à l'expérience souhaitée. Par exemple, si le type d'arbres ne fait pas partie intégrante de l'histoire et n'a aucune incidence sur le résultat souhaité, il n'est pas nécessaire d'en décrire les détails. Dans ce cas, Laisser l'imagination des participants suivre son libre cours.

Utilisez le verbe « pouvoir » : cela vous permet d'attirer l'attention des pratiquants là où vous désirez qu'elle soit, ne leur laissant pas d'autre choix que de s'exécuter.

Exemple : vous pouvez sentir l'herbe sous vos pieds, vous pouvez entendre des voix au loin, vous pouvez….

Évitez les formes négatives. N'utilisez pas « pas ». Les formes négatives ne sont pas comprises par le subconscient. Si je vous dis : « Ne pensez pas à du chocolat » que ce passe-t-il ? Vous y pensez !
Il en va de même lorsque l'on dit à quelqu'un « vous n'avez pas peur. » *La bonne formule, dans ce cas précis, est « vous vous sentez en sécurité ».*

Utilisez des affirmations : Induisez l'état émotionnel dans lequel vous souhaitez que les participants soient, surtout en ce qui concerne le point d'arrivée.
A ce stade, ne leur suggérez pas ce qu'ils pourraient ressentir, mais dites plutôt ce qu'ils ressentent.
Par exemple : « Vous vous sentez épanoui, détendu », « voyez ce que cela fait pour vous de vous sentir épanoui, détendu » ou « écoutez le ton de votre voix intérieure lorsque vous êtes épanoui, détendu ».

Pauses et silences : Ces pauses silencieuses, les encouragent à explorer leur dimension intérieure, leurs émotions et leurs sensations. Elles favorisent une connexion plus profonde avec leur moi intérieur et encourage un sentiment de présence et de pleine conscience.

Offrez des moments de silence pour permettre aux participants de s'imprégner pleinement de leur environnement et de leurs sensations.

Procurez la sécurité : Rappelez régulièrement aux participants qu'ils sont en sécurité. Donnez-leur un outil qu'ils pourront utiliser s'ils ne se sentent pas bien. *Cela peut être un téléphone, une torche, un ami...*

En prenant l'exemple d'une balade en forêt, vous pouvez leur dire que le soleil rend la forêt lumineuse ou qu'ils connaissent cet endroit ou, encore les informer qu'ils peuvent en sortir à n'importe quel moment de leur choix...

Encouragez la relaxation : Encouragez les praticiens à relâcher toute tension ou tout stress, chaque fois que cela est possible et permettez-leur de se détendre complètement, de lâcher prise.

Restez flexible : Tout en maintenant la structure, laissez de la place à l'interprétation personnelle. Laissez certaines scènes vagues, imprécises, pour permettre aux participants de compléter les détails avec leurs propres expériences et imagination.

Juste mesure : Votre script ne doit pas être trop long. Si vous passez trop de temps à décrire des détails, cela risque de rendre la visualisation difficile, compliquée.

Terminez par un renforcement positif : En fin de séance, renforcez l'expérience du résultat souhaité en demandant aux participants de l'observer attentivement. Cela les aidera à transposer plus facilement, le sentiment ou la qualité qu'ils ont ressentis pendant la pratique, dans leur vie quotidienne.

Prenez tout le temps qu'il vous faut pour élaborer un script qui vous ressemble et sera authentique.

GENERALITÉS À CONSIDÉRER

Ne sous-estimez aucune étape : assurez-vous que chaque étape est méticuleusement planifiée et parfaitement connectée aux autres, cela vous permettra de maintenir une progression cohérente et fluide.

Reconnaissez l'interdépendance de chaque étape. Chaque phase est en soit, la préparation à la suivante.

Gardez à l'esprit le but ultime : même si, comme nous l'avons vu, le choix du résultat souhaité est crucial, gardez toujours à l'esprit que le but primordial du Yoga Nidra est de s'unir au Vrai Soi.

Vous en rappeler, vous aidera à écrire des scripts efficaces qui donneront véritablement de la force aux participants. Car il n'y a rien de plus puissant que l'union avec le Vrai Soi.

Adaptez vos scripts aux différents publics : les scripts de Yoga Nidra peuvent être adaptés à divers publics (enfants, seniors, femmes enceintes...).

Modifiez le langage, les images et les techniques en fonction des besoins des participants.

Objectifs variés : Les scripts peuvent également être adaptés pour répondre à différents objectifs, tels que le soulagement du stress, l'amélioration du sommeil ou la croissance spirituelle.

Adaptez vos scripts pour répondre à des objectifs spécifiques, en vous assurant que le langage et le contenu leur correspondent.

Transitions et rythme : accordez une attention particulière aux transitions, cherchez à les fluidifier autant que possible. Leur fluidité améliore l'immersion des participants et maintient leur engagement.

Thèmes universels : intégrez des thèmes universels qui trouveront un écho quelle que soit la culture ou les origines des participants.

Restez ouverts : revisitez et révisez régulièrement vos scripts pour intégrer de nouvelles informations, techniques et expériences. Cela permet à vos scripts d'évoluer et de rester pertinents dans le temps.

En utilisant ces techniques, vous pouvez créer des scripts de Yoga Nidra riches et immersifs toucheront profondément vos élèves. Vous faciliterez, ainsi, leur voyage d'exploration, leur transformation et favoriserez l'effet épanouissant de vos séances de Yoga Nidra.

RÉVISER ET AFFINER

Une fois votre script de Yoga Nidra rédigé, il est essentiel de le tester vous-même. Lisez-le à voix haute ou enregistrez-vous, puis écoutez-le comme si vous étiez un participant.
Ce processus vous aide à évaluer l'efficacité de vos scripts et à identifier les passages à améliorer.

Longueur optimale : lors du test, notez les sections dans lesquelles le script semble trop long ou trop court. Vous souhaitez conserver les mots et expressions les plus essentiels, en maintenant un rythme équilibré tout au long de la session.

Cohérence des images : recherchez les incohérences entre le résultat souhaité, les obstacles et les images que votre script inspire aux participants. Soyez aussi cohérent que possible.

Pauses et rythme : notez les endroits où les pauses, les moments de silence, doivent être insérés. Ces pauses permettent aux participants de s'immerger pleinement dans l'expérience et d'intérioriser le voyage. Notez la durée de ces pauses pour maintenir un rythme harmonieux.

Cohérence du langage : assurez-vous que le langage utilisé s'aligne parfaitement avec l'expérience imaginative. La cohérence du langage améliore la capacité des participants à se connecter à la visualisation.

Engagement des participants : voyez quels sont les passages où vous pouvez renforcer l'engagement et l'immersion des participants.

Identifiez les moments où le scénario peut encourager les participants à explorer plus profondément les sensations, les émotions ou les images.

Flux narratif : évaluez le flux global du script. Vérifiez que chaque étape mène naturellement à la suivante, créant ainsi un récit cohérent et captivant.

Adaptabilité : voyez si le script peut être adapté à différents publics ou objectifs. Apporter les modifications nécessaires afin de vous assurer de sa flexibilité et sa pertinence pour les différents participants et/ou objectifs.

Essai et répétition : après avoir fait les corrections, après avoir ajusté votre script, faites des auto-tests et des améliorations supplémentaires si nécessaire. Recommencez ce processus jusqu'à ce que vous soyez satisfait de la qualité et de l'impact du script.

Commentaires : demandez des commentaires à vos collègues ou à des amis. Leurs idées peuvent vous fournir de nouvelles perspectives et vous aider à affiner encore davantage votre scénario.

En testant et en affinant votre scénario, vous vous assurez qu'il offre une expérience captivante et transformatrice aux participants.

AU MOMENT D'ENSEIGNER

Conduire une séance de Yoga Nidra

Conduire une séance de Yoga Nidra implique bien plus que la simple lecture d'un script. Cela nécessite des compétences et la capacité de créer un environnement sûr et propice à une relaxation profonde.

Les qualités pour diriger une session incluent la capacité à rester centré sur le résultat souhaité, la gestion du rythme de narration, l'utilisation adéquate d'un ton de voix calme, apaisant et ferme à la fois, et l'aptitude à garder les participants présents et détendus.

Créer un environnement confortable

Assurez-vous que l'espace soit confortable, calme et exempt de distractions. Un éclairage doux, une musique apaisante ou pas de musique du tout, et des accessoires tels que des couvertures et des traversins contribueront à créer une atmosphère sûre et relaxante.

A faire et ne pas faire

Trouvez le bon rythme pour chaque étape. Parlez clairement, utilisez un langage inclusif et fournissez des instructions claires. Évitez d'interrompre l'expérience des participants en faisant des hypothèses sur leur expérience.

Langage et tonalité

Le langage et le ton diffèrent selon les différentes écoles de Yoga.

Certains donnent les instructions de manière monotone et avec autorité. D'autres utilisent un ton plus apaisant, plus doux et plus encourageant. Ce qui compte, c'est que votre ton reflète la confiance que vous ressentez en guidant les participants tout au long de leur immersion.

RÉSUMÉ DES POINTS CLÉS

Le Yoga Nidra est une puissante pratique de relaxation et de méditation qui peut aider à réduire le stress, à améliorer le sommeil et à favoriser le bien-être général. Mais c'est avant tout un voyage d'exploration vers notre dimension intérieure.

Écrire un script de Yoga Nidra efficace implique de définir des intentions claires, d'utiliser correctement le langage et les images, d'incorporer des techniques de relaxation et de créer un environnement positif et sûr.

Diriger une séance de Yoga Nidra nécessite des connaissances et du savoir, ainsi que, la définition d'une intention, un script bien rythmé, l'utilisation du bon ton de voix et la capacité de garder les participants présents et détendus.

Les séances peuvent être adaptées pour répondre aux besoins de différents publics et servir différents objectifs.

La pratique régulière du Yoga Nidra peut entraîner de nombreux avantages, notamment un meilleur sommeil, une réduction du stress et de l'anxiété et un meilleur bien-être général.

Des ressources supplémentaires telles que des livres, des sites Web et des ateliers peuvent vous fournir des conseils et un soutien supplémentaires.

Dans l'ensemble, le point clé à souligner est l'importance d'une rédaction de scénario efficace et de conseils avisés lors de la conduite des séances afin d'aider les praticiens à profiter pleinement des avantages de cette pratique ancestrale.

DERNIÈRES PENSÉES

"Félicitations, cher lecteur, d'avoir terminé ce guide complet d'écriture de scripts de Yoga Nidra !
Vous possédez désormais les outils pour créer des expériences transformatrices autant pour vous-même que pour les autres.

N'oubliez pas que vos paroles ont le pouvoir de libérer le potentiel illimité de chaque individu, lui permettant d'exploiter sa sagesse intérieure, de libérer les tensions et d'éveiller sa véritable essence.

Embrassez votre créativité lorsque vous concevrez vos scripts de Yoga Nidra. Faites confiance au processus, permettant à vos paroles de jaillir de votre cœur et de votre esprit.

Enfin, lorsque vous partagez vos créations, n'oubliez pas que votre présence et votre intention sont tout aussi importantes que les mots que vous prononcez. Cultivez un environnement stimulant, libre de jugement et d'attentes, où vos participants peuvent s'abandonner et s'immerger pleinement dans l'expérience.

Maintenant, cher lecteur, il est temps de libérer votre créativité. Que votre voyage soit rempli de joie, d'abondance et de découvertes infinies alors que vous continuez à explorer les profondeurs de cette pratique ancestrale.

Meilleurs vœux pour vos efforts d'écriture et d'enseignement, et que vos scripts de Yoga Nidra éclairent le chemin d'innombrables personnes."

EXEMPLES DE VISUALISATION

La villa

Vous vous trouvez devant une petite porte de bois. Ce portillon donne accès à un jardin négligé, plein de mauvaises herbes. Ce jardin se trouve au pied d'une villa inhabitée dont vous avez la clé. [Pause]

La vue de cette villa abandonnée et de son jardin en friche reflète un sentiment de mélancolie et de tristesse. [Pause]

Vous imaginez combien cette maison pourrait devenir belle si vous vous en occupiez. [Pause]

Vous décidez d'ouvrir le portillon et l'entendez grincer. Puis vous vous dirigez vers la porte d'entrée de la villa, en tenant dans une main sa clé. Vous constatez à nouveau ce sentiment d'abandon et pensez que c'est dommage. [Pause]

Vous ouvrez la porte et entrez dans la maison. Il fait sombre. Rien qu'à l'atmosphère, vous comprenez que la lumière n'est pas entrée ici depuis longtemps. Vous ouvrez donc les volets de la pièce où vous vous trouvez. Remarquez comme l'ambiance change immédiatement. [Pause]

Puis vous décidez de faire un tour et de visiter chaque pièce. Elles sont toutes vides et poussiéreuses mais chaque fois que vous ouvrez les volets et que la lumière s'y engouffre, vous ressentez une connexion qui se fait de plus en plus forte avec l'endroit. [Pause]

C'est le moment de lui redonner vie. Vous commencez les travaux et, là où un mur est abimé, vous le réparez avec ce qu'il faut. Vous remarquez que vous vous sentez plus en sécurité, plus stable, chaque fois que quelque chose est réparé. [Pause]

Vous remplacez les charnières des portes rouillées. Elles ne grincent plus et vous sentez votre calme intérieur augmenter. [Pause]

Une fois les gros travaux fait, vous voilà dans le jardin. Vous arrachez les mauvaises herbes, et voyez de magnifiques parterres de fleurs apparaitre. Ils étaient cachés par les mauvaises herbes et maintenant vous offrent leurs couleurs et leurs parfums. [Pause]

Vous avez peint les murs, à l'intérieur et à l'extérieur. Les couleurs remplissent la maison d'énergie positive et vous vous sentez heureux.
Vous êtes un peu fatigué mais vous arrivez à visualiser la villa rénovée et cela vous donne le courage et la force de continuer. [Pause]

Il ne vous reste plus qu'à la meubler. Imaginez des tables et des chaises, des lits avec de beaux draps, des tapis et des miroirs, des bougies allumées, des tables... C'est votre maison et vous pouvez l'aménager comme vous le souhaitez.
Reposez-vous un peu. Laissez passer une journée, une soirée en appréciant le travail que vous avez effectué jusqu'à présent. [Pause]

Vous avez fini. Tout fonctionne à merveille, l'électricité, l'eau... Le frigo est plein. Vous cherchez quelques fleurs dans votre jardin et les mettez dans des vases que vous avez placés dans différentes parties de la maison.
Vous êtes fier du travail accompli. Vous vous sentez complet, vous vous sentez bien.

Randonnée vers l'inconnu

Coucher de soleil - montagne enneigée - automne - oreiller - cheminée - feu - senteur vanille - pluie - air chaud - banc - cahier – sac à dos...

Vous vous préparez à partir en voyage, un voyage particulier.
Prenez un sac à dos et mettez-y tout ce que vous souhaitez emporter avec vous. [Pause]

Maintenant que votre sac est prêt, que l'heure du départ approche, vous allez laisser le connu, pour l'inconnu.
Vous mettez le sac sur votre dos, sentez son poids, et fermez la porte derrière vous. Vous vous éloignez des habitations, jusqu'à ce que vous soyez sur un chemin. [Pause]

Vous sentez le sol sous vos pieds, c'est un sentier de terre. Vous ne savez pas où il mène, mais vous en avez entendu parler, et vous êtes décidé à aller jusqu'au bout. [Pause]
Le temps passe, vous êtes seul, vos jambes deviennent lourdes, votre corps est fatigué, et vous voilà en train de douter. [Pause]
Presque au même instant, un peu plus loin, vous voyez un banc. On dirait qu'il vous attendait. Vous vous asseyez, vous vous reposez, et profitez du paysage. [Pause]
À côté de vous sur le banc, se trouve un cahier avec votre nom écrit sur la couverture. Au verso il y a dessiné une flamme ou un feu, et entre les pages du cahier il y a un stylo. Sur la première page vous pouvez lire : « Pour te libérer de tes limitations, écris sur ces pages toutes tes contrariétés, tes pensées négatives, tes chagrins. Regarde en toi, accepte leur présence et donne-leur un nom. Puis écris ce nom ou décris-les. Tu peux aussi choisir de les dessiner. Prends ton temps. » et vous vous laissez absorber par cette tâche. [Pause]

Lorsque vous avez fini, vous mettez le cahier dans votre sac à dos, et constatez que vous vous sentez soulagé. [Pause]
Vous en profitez pour respirer la tranquillité, le calme, la sérénité.

Vous appréciez l'instant. [Pause]

Il vous semble entendre des vagues, vous sentez l'odeur de la mer. Vous remettez le sac sur votre dos et recommencez à marcher, décidé à suivre cette odeur et ce son, à trouver cette plage que vous imaginez déjà, avant la nuit tombée… [Pause]

A chaque pas vous sentez que vous vous en rapprochez. Le sentier grimpe, et au bout de la montée, vous la voyez, c'est une plage immense. [Pause]
Il ne fait plus vraiment jour, et ce n'est pas encore la nuit, quelqu'un a laissé un feu allumé, vous vous en approchez, et décidez de vous asseoir, de profiter de sa chaleur, et de la quiétude des lieux. [Pause]

Dans le sable vous voyez un papier plié, vous le dépliez, il y a des instructions : « Jette une à une les pages de ton cahier dans ce feu. ».
Alors vous déchirez, l'une après l'autre, les pages de votre cahier, et les jetez au feu.
Les flammes changent de couleur, à chaque page que vous y jetez, et la fumée qui monte vers le ciel se transforme en de belles gouttelettes de lumière. [Pause]

A chaque fois vous sentez comme un poids s'en aller. Vous avez fini de jeter toutes les pages dans ce feu magique. [Pause]

Vous vous allongez et fermez les yeux, vous ressentez un sentiment de soulagement, de liberté, autant dans votre corps, que dans votre cœur et votre esprit. Vous êtes heureux. Vous vous endormez. [Pause]

Une douce chaleur vous réveille, c'est le soleil qui se lève. Sa lumière vous baigne d'un sentiment de renouveau. Un nouveau jour commence, identique et différent des précédents, plein de possibilités. [Pause]

Et vous voilà sur le chemin du retour. Vous vous sentez, vous aussi, identique et différent à la fois, plein de possibilités. Et vous profitez pleinement de cette sensation, la laissez remplir votre corps, votre cœur et votre esprit. [Pause]

Puis vous voilà devant la porte de votre lieu d'habitation, lorsque vous l'ouvrez, devant vous, s'étale Chidakasha…

RESSOURCES ADDITIONNELLES

Books

Feuerstein, Georg. 1998. The Yoga Tradition: Its History, Literature, Philosophy and Practice. Hohm Press, London

Saraswati, Swami Satyananda. 1984. Yoga Nidra. Bihar School of Yoga

Richard Miller, 2005, Yoga Nidra, The Meditative Heart of Yoga. Sounds True, Colorado

Swami Jyotirmayananda. 1973. ". Lillian K. Donat

Nrusingh Charan Panda. 2004. Yoga-Nidra (Yogic Trance) Theory, practice and applications. D.K. Print World Ltd

Sites
www.yoganidranetwork.org/nidras/
www.swamij.com/yoga-nidra-method1.htm

Ecrire un livre et le publier c'est échanger avec des personnes. C'est pourquoi, je vous serais reconnaissante de bien vouloir prendre le temps, lorsque vous recevrez le mail d'Amazon, de laisser vos commentaires.

Ce guide a été écrit par

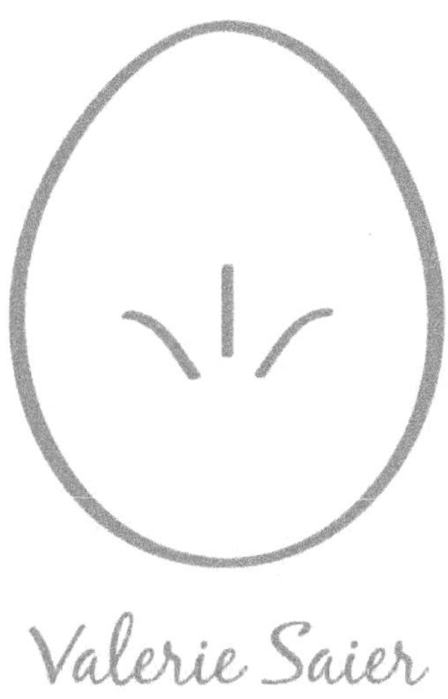

Plus d'informations
www.nlpsynplus.com/fr

Je suis à votre disposition pour tout renseignement et me ferai un plaisir de vous répondre.